BEI GRIN MACHT SICH IHR WISSEN BEZAHLT

AF157284

- Wir veröffentlichen Ihre Hausarbeit,
  Bachelor- und Masterarbeit

- Ihr eigenes eBook und Buch -
  weltweit in allen wichtigen Shops

- Verdienen Sie an jedem Verkauf

Jetzt bei www.GRIN.com hochladen und kostenlos publizieren

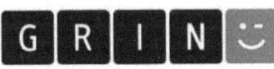

Katja Rosowski

Der demographische Wandel in Deutschland

GRIN Verlag

Bibliografische Information der Deutschen Nationalbibliothek:

Die Deutsche Bibliothek verzeichnet diese Publikation in der Deutschen National-
bibliografie; detaillierte bibliografische Daten sind im Internet über http://dnb.d-
nb.de/ abrufbar.

Impressum:

Copyright © 2007 GRIN Verlag GmbH
Druck und Bindung: Books on Demand GmbH, Norderstedt Germany
ISBN: 978-3-656-74500-6

Dieses Buch bei GRIN:

http://www.grin.com/de/e-book/281094/der-demographische-wandel-in-deutschland

GRIN - Your knowledge has value

Der GRIN Verlag publiziert seit 1998 wissenschaftliche Arbeiten von Studenten, Hochschullehrern und anderen Akademikern als eBook und gedrucktes Buch. Die Verlagswebsite www.grin.com ist die ideale Plattform zur Veröffentlichung von Hausarbeiten, Abschlussarbeiten, wissenschaftlichen Aufsätzen, Dissertationen und Fachbüchern.

Besuchen Sie uns im Internet:

http://www.grin.com/

http://www.facebook.com/grincom

http://www.twitter.com/grin_com

Der demographische Wandel in Deutschland

Katja Rosowski

Inhaltsverzeichnis

Abkürzungsverzeichnis

BGBl.	Bundesgesetzblatt
bzgl.	bezüglich
DEHOGA	Deutscher Hotel- und Gaststättenverband
DIW	Deutsches Institut für Wirtschaftsforschung
DTV	Deutscher Tourismusverband e.V.
F & B	Food and Beverage
FELICIE	Future Elderly Living Conditions In Europe
FTR	Fertilitätsrate
GdW	Bundesverband deutscher Wohnungs- und Immobilienunternehmen e.V.
ICD	International Classification of Disease and Related Health Problems
i.d.R.	in der Regel
KZP	Kurzzeitpflege
MDK	Medizinische Dienst der Krankenversicherung
MDS	Medizinischer Dienst der Spitzenverbände der Krankenkassen e.V.
o.V.	ohne Verfasser
PflegeStatV	Pflegestatistik-Verordnung
PflegeVG	Pflegeversicherungsgesetz
S.	Seite, Seiten
SGB	Sozialgesetzbuch
VHP	Verhinderungspflege
WHO	World Health Organization

Einleitung

Die demographische Entwicklung wird bereits seit mehreren Jahren thematisiert. Es vergeht kaum ein Tag, an dem nicht ein Artikel zum Thema Demographie in der Presse veröffentlicht wird.

„Immer mehr 100-Jährige", „1,4 Kinder sind zu wenig", „Greisenrepublik – Können wir uns das Altern leisten", „Rentnern gehört die Zukunft", „Demographische Zeitbombe", sind nur einige der Schlagzeilen der Tagespresse, die zudem eine gewisse Dramatik vor Augen führen. Im Allgemeinen werden in der Tagespresse wie auch in Fachveröffentlichungen größtenteils negative und unerwünschte Auswirkungen auf die Sozialkassen, den Arbeitsmarkt und die Bildungsausgaben diskutiert.[1] Was man unter einem demographischen Wandel versteht und welche Folgen damit verbunden sind werden die nächsten Kapitel näher erläutern.

1 Der demographische Wandel und seine Einflussgrößen

„Mit dem Begriff "demographischer Wandel" wird die Veränderung der Zusammensetzung der Altersstruktur einer Gesellschaft bezeichnet."[2]

Demographischer Wandel ist zunächst weder positiv noch negativ belegt, sondern weist zunächst nur auf eine Veränderung hin.[3] So kann sich nach diesem Begriff z.B. die Bevölkerungsstruktur durch Zu- oder Abnahme von Einwohnern verändern oder das Durchschnittsalter der Bevölkerung erhöhen oder verringern. Die Folgen der demographischen Entwicklung können für Jeden eine andere Bedeutung haben.

Die tatsächliche Entwicklung der sich gegenwärtig verändernden Bevölkerungsstruktur gestaltet sich laut Lehr wie folgt.[4]

- Zunahme der Lebenserwartung
- Mit dem Alter zunehmende Differenz der Anzahl Männer – Frauen
- Wachsender Anteil älterer Menschen
- Wachsender Anteil Hochbetagter und über 100jähriger

---

1 vgl. Bosbach: Demographische Entwicklung - Realität und mediale Aufbereitung, [aus: Berliner Debatte INITIAL 17], Berlin, 2006, http://www.linksnet.de/drucksicht.php?id=2520 [Stand 28.08.2007], S.59-66
2 o.V.: Der demographische Wandel, o.O., o.J., http://www.foerderland.de/1066.0.html [Stand 28.07.2007]
3 vgl. Pack et al.: Zukunftsreport demographischer Wandel, Bonn, 2000, http://www.demotrans.de/documents-/Zukunft-dt.pdf [Stand 29.08.2007], S.8
4 vgl. Lehr: Psychologie des Alterns, 11. Auflage, Wiesbaden-Heidelberg: Quelle & Meyer, 2006, S. 41 f

4

- Zunehmende Differenzierung der Alten in verschiedene Lebens- und Verhaltensformen
- Veränderte Relation der Altersgruppen
- absolute Zunahme von Pflegebedürftigkeit, Abnahme des Potentials an häuslichen Pflegepersonen
- Zunahme alt werdender Behinderter
- Veränderungen im Lebenszyklus

Die Veränderungen im Lebenszyklus sind komplex und beziehen sich auf den Wandel des gesamten Lebenslaufes. Die Berufsausbildungen dauern immer länger, die Kinderzahl wird immer geringer und es kommt zu einer höheren Lebenserwartung durch den medizinischen Fortschritt.[5] Das Leben wird durchschnittlich insgesamt länger und die einzelnen Phasen verschieben sich mit der Zeit.

Die Zunahme alt werdender Behinderter ist dadurch zu begründen, dass es durch die besser werdende medizinische Versorgung möglich ist, Komplikationen und den Todeszeitpunkt immer weiter hinauszuzögern.

Anhand welcher Faktoren sich die demographische Entwicklung belegen lässt wird in den folgenden Kapiteln strukturiert dargestellt.

So wird zunächst die Bevölkerungsentwicklung allgemein erläutert und dann die Folgen dieser Entwicklung anhand der Altersstruktur, der Lebenserwartung und dem so genannten Altenquotienten, welcher im entsprechenden Kapitel erklärt wird, verdeutlicht.

1.1 Bevölkerungsentwicklung

Seit 1992 sinken die Bevölkerungszahlen in Deutschland kontinuierlich und seit Anfang der 70er Jahre liegt die Fertilitätsrate (FTR) pro Frau konsequent unter 2 Kindern. Zurzeit liegt sie bei 1,3 Kindern.[6]

Eine Fertilitätsrate von 2,1 bedeutet, dass die Kindergeneration etwa gleich groß wie die Elterngeneration sein wird (Bestandserhaltung).[7]

Ein FTR von 2,8 bedeutet, dass die Kindergeneration etwa 4/3-mal so groß wird wie die Elterngeneration (Wachstum um 1/3).

---

5 vgl. Lehr: Psychologie des Alterns, 11. überarbeitete A. Wiesbaden-Heidelberg: Quelle & Meyer, 2006, S. 42
6 vgl. Statistisches Bundesamt (Hrsg.): Bevölkerung Geburten, Wiesbaden, 2007
7 vgl. Rüger: Bevölkerungsbewegung, München, 2006 http://www.statistik.lmu.de/~rueger/demographiesource-/Demographie2006_131.pdf [Stand 28.08.2007], S.11

Bei einem FTR von 1,4 kann man davon ausgehen, dass die Kindergeneration etwa nur noch 2/3-mal so groß sein wird wie die Elterngeneration (Schrumpfung um 1/3).

Der derzeitige Wert liegt deutlich unter der Fertilitätsrate von 1,4 und belegt die Prognose des Bevölkerungsrückgangs.

Abbildung 1 zeigt die Entwicklung der Geburtenrate von 1960 bis 2000. Es zeigt sich, dass die Geburtenziffern in Westdeutschland seit 25 Jahren zwischen 1,28 und 1,45 schwanken.

Die Geburtenziffer Ost-Deutschlands nähert sich langsam diesem durchschnittlichen Wert wieder an, nachdem die ursprünglich über dem Wert von West-Deutschland liegende Geburtenziffer nach der Wiedervereinigung stark gefallen war.

Abbildung 1: Entwicklung der Geburtenrate von 1960 bis 2000

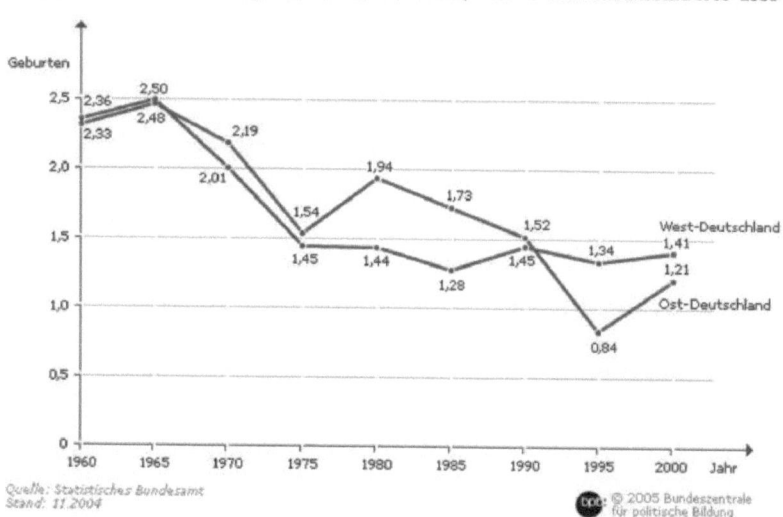

Quelle: Bundeszentrale für politische: Bildung [8]

---

8 Bundeszentrale für politische Bildung:
http://www.bpb.de/wissen/8QIORZ,0,Durchschnittsalter_der_M%FCtter.html [Stand 28.08.2007]

Die in Abbildung 2 dargestellte Entwicklung der Bevölkerung zeigt, dass 2001 die absoluten Zahlen noch bei 82,4 Mio. Einwohnern lagen. Die Vorausberechnung bis zum Jahr 2050 zeigt einen starken Einbruch. Bis 2010 ist noch ein geringer Anstieg zu erwarten. Danach setzt allerdings ein kontinuierlicher Rückgang der Bevölkerungszahl ein. Es kommt mit aller Wahrscheinlichkeit zu einem Rückgang der Bevölkerung auf knapp 75 Mio. Menschen bis zum Jahr 2050 (Stand 2003). Aktuellere Untersuchungen des Statistischen Bundesamtes sprechen von einer Bevölkerungszahl im Jahr 2050 zwischen 69 und 74 Mio. Menschen.[9]

Abbildung 2: Bevölkerungsentwicklung 2001 bis 2050

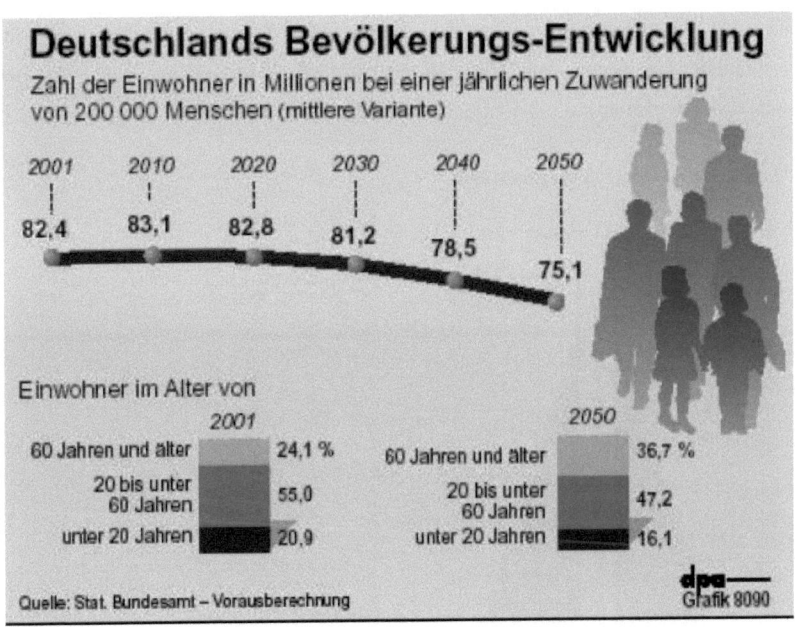

Quelle: Sesselmeier [10]

9 vgl. Statistisches Bundesamt (Hrsg.): Bevölkerung Deutschlands bis 2050 -11. Koordinierte Bevölkerungsvorausberechnung, Wiesbaden, 2006, S.15
10 Sesselmeier: Der Sozialstaat in der Diskussion, o.O. 2003, http://www.buergerimstaat.de/4_03/reform2.htm[Stand 22.07.2007]

Zahl der Einwohner in Millionen bei einer jährlichen Zuwanderung von 200 000 Menschen (mittlere Variante)

Die Verringerung der Bevölkerung Deutschlands hat zur Folge, dass auch der Anteil gebärfähiger Frauen sinkt. In der Folge bekommen immer weniger Frauen immer weniger Kinder. Somit wird sich die deutsche Bevölkerung insgesamt deutlich verringern. Dies könnte isoliert betrachtet auch für einen Rückgang an Pflegebedürftigen sprechen, wenn ansonsten die Bevölkerungsstruktur unverändert bliebe. Wie die folgenden Kapitel aber zeigen, führt eine Analyse der Altersstruktur zu einer anderen Schlussfolgerung.

1.2 Veränderung der Altersstruktur

Anfang des 20. Jahrhunderts wies die Altersstruktur Deutschlands eine klassische Alterspyramide auf (siehe Abbildung 3). Es gab eine hohe Geburtenrate und eine kontinuierliche Sterberate.

Abbildung 3: Altersstruktur Deutschlands 1910

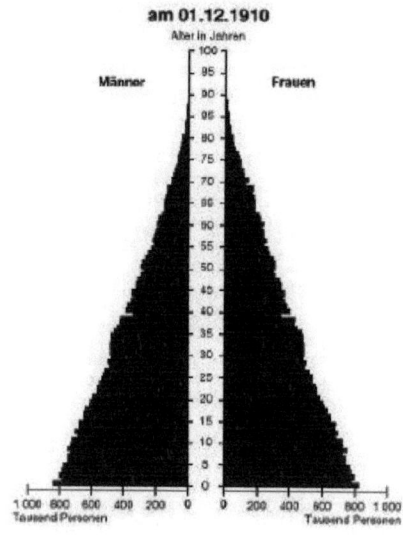

Quelle: Schader Stiftung[11]

---

11 Schader Stiftung: Altersaufbau der deutschen Bevölkerung am 1. 12. 1910
Bundesamt 2000: Bevölkerungsentwicklung De Bevölkerungsvorausberechnung des Bundes und der Länder zur Bevölkerungsentwicklung bis 2050 1910, auf Grundlage: Deutschlands bis 2050. Ergebnisse der 9. Koordinierten , Statistisches Bundesamt (Hrsg.): Bevölkerung Deutschlands 2050, S. 14

Für erste dramatische Einschnitte in diese Altersstruktur sorgten die Weltkriege. Durch die Sterberate zu dieser Zeit veränderte sich auch die Altersstruktur ganz erheblich. In den letzten Jahrzehnten jedoch veränderte sich die Struktur weiter. Mit Einführung der hormonellen Verhütungsmethode und den damit kontrollierbaren und beeinflussbaren Geburtenzahlen kam es nach 1965 zu einem sog. Pillenknick.[12]

Die bevölkerungsstärksten Jahrgänge verschieben sich, wie in den Abbildungen 4 bis 6 zu sehen, an der Skala immer weiter nach oben und sind folglich in einem immer höheren Alter zu finden. Gleichzeitig zeigen sich durch die geringe Geburtenrate in den unteren Altersklassen nur geringe Zuwächse.

In der Betrachtung wandelt sich die Altersstruktur von einer Pyramide, über eine Tannenbaumform zu einer sog. Urnenform.

Gründe hierfür sind die schon genannten immer weiter sinkenden Geburtenraten und die durch die immer besser werdende Gesundheitsversorgung steigende Lebenserwartung der Bevölkerung.

Abbildung 4: Altersstruktur Deutschland 1960

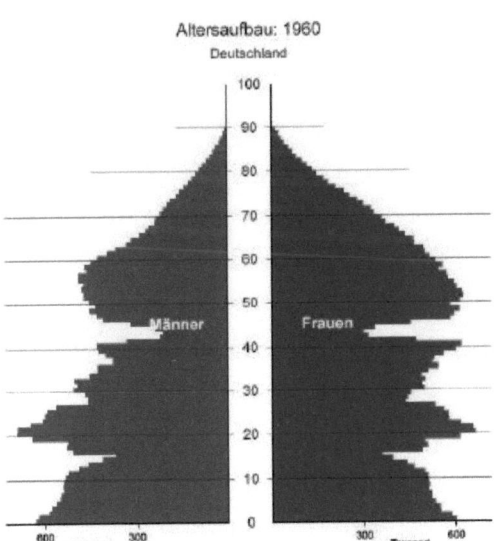

Quelle: Statistisches Bundesamt[13]

---

12 vgl. Statistisches Bundesamt (Hrsg.): Bevölkerung Deutschlands bis 2050 - 11. Koordinierte
13 Statistisches Bundesamt: Altersaufbau der Bevölkerung Deutschlands- 11. Koordinierte Bevölkerungsvorausberechnung , [animierte Alterspyramide], Wiesbaden, 2007,

Abbildung 5: Altersstruktur Deutschlands 2003

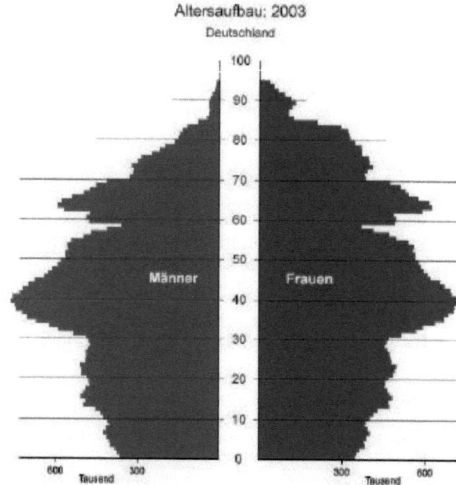

Quelle: Statistisches Bundesamt[14]

Abbildung 6: Altersstruktur Deutschlands 2050

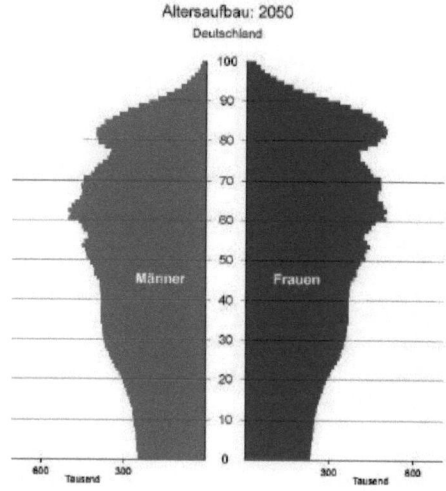

Quelle: Statistisches Bundesamt[15]

---

http://www.destatis.de/jetspeed/portal/cms/Sites/destatis/Internet/DE/Content/Statistiken/Bevoelkerung/Vorausb erechnungBevoelkerung/InteraktiveDarstellung/Content75/Bevoelkerungspyramide1W1,templateId=renderSVG .psml [Stand 30.08.2007]
[14] ebd.

Wie man Abbildung 4 entnehmen kann, war im Jahr 1960 bei den 20-Jährigen der bevölkerungsreichste Jahrgang zu finden. Zum Jahr 2003 hin stieg diese Dichte zu den 40-Jährigen an und bis 2050 wird erwartet, dass der Jahrgang der 60-Jährigen den bevölkerungsreichsten Jahrgang stellt.

Wie schon genannt wird es nach Schätzung des Statistischen Bundesamtes zu einem Absinken der Bevölkerung auf zwischen 69 bis 74 Millionen Menschen im Jahr 2050 kommen.[16] Auch diese Entwicklung macht sich besonders in der Altersstruktur und der Bevölkerungszusammensetzung bemerkbar.

Die Alten werden immer älter und Junge kommen nicht nach.

Deutschland war 1972 das erste Land Europas, in dem mehr Sterbefälle als Geburten verzeichnet wurden.[17] Global betrachtet nimmt die Geburtenrate immer weiter ab, während die Lebenserwartung weiterhin ansteigt.

Abbildung 7: Vergleich Geburtenrate und Lebenserwartung (global)

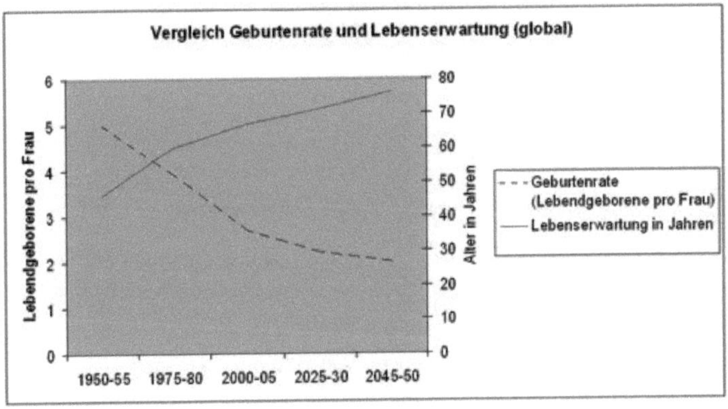

Quelle: United Nations Population Division [18]

---

[15] ebd.
[16] vgl. Statistisches Bundesamt (Hrsg.): Bevölkerung Deutschlands bis 2050 - 11. Koordinierte Bevölkerungsvorausberechnung, Wiesbaden, 2006, S. 15
[17] vgl. Statistisches Bundesamt (Hrsg.) Eheschließungen, Geborene und Gestorbene, Wiesbaden, 2007 http://www.destatis.de/jetspeed/portal/cms/Sites/destatis/Internet/DE/Content/Statistiken/Bevoelkerung/Eheschli essungenScheidungen/Tabellen/Content100/EheschliessungenGeboreneGestorbene,property=file.xls [Stand 06.08.2007]
[18] United Nations Population Division: World Population Ageing 1950-2050, New York, 2001. S.5

Während die Geburtenrate weiter abnimmt, steigt die Lebenserwartung in Deutschland dagegen beständig an[19]. Es werden im Verlauf der nächsten Jahrzehnte immer weniger jüngere Menschen und immer mehr Ältere in der Bevölkerung Deutschlands vertreten sein.

1.3 Anstieg des Altenquotienten

Abbildung 8: Altenquotient von 1871 bis 2050

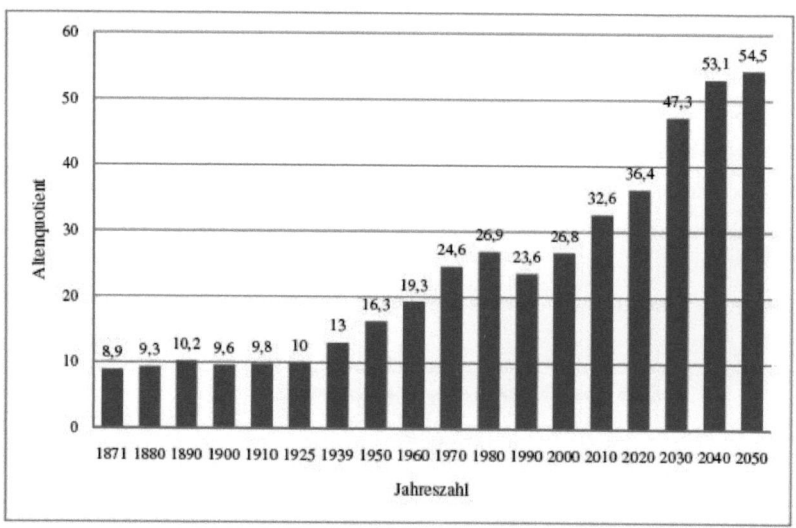

Quelle: Bundesinstitut für Bevölkerungsforschung [20], eigene Darstellung

Die demographische Entwicklung kann auch anhand des sog. Altenquotienten abgelesen werden. Er bildet das Verhältnis der Bevölkerung im Rentenalter (zurzeit ab 65 Jahre) im Verhältnis zur Bevölkerungsgruppe im Erwerbsalter (zurzeit von 20-64 Jahren).[21] Wie in Abbildung 8 zu sehen ist schwank der Altenquotient bis 1925 nur im geringen Maße. Er lag bei Werten zwischen 8 und 10. Das bedeutet, dass 100 Menschen im Erwerbsalter 8 bzw. 10 Menschen im Rentenalter gegenüber stehen. Seit 1939 steigt der Altenquotient bis auf einen Einbruch zwischen 1990 bis 2000 kontinuierlich an.

---

[19] vgl. Institut der deutschen Wirtschaft Köln (Hrsg.): Deutschland altert – Die demographische Herausforderung, Köln, 2004, http://www.insm.de/Downloads/PDF_-_Dateien/Publikationen_Kostenlose_Downloads/Deutschland_altert.pdf [Stand 28.08.2007], S. 6 f
[20] vgl. Statistisches Bundesamt (Hrsg.): 11. Koordinierte Bevölkerungsvorausberechnung – Annahmen und Ergebnisse, Wiesbaden, 2006, S.44 f
[21] Bundesinstitut für Bevölkerungsforschung: Entwicklung des Jugend- bzw. Altenquotienten in Deutschland von 1871 bis zum Jahr 2050, Wiesbaden 2007, http://www.bib-demographie.de/info/altersstruktur.html [Stand 30.08.2007]

Nach der letzten Erhebung aus dem Jahr 2005 lag der Altenquotient bei einem Wert von 32.[22] Der Altenquotient hat sich zwischen 1871 und 2005 mehr als verdreifacht und wird sich bis zum Jahr 2050 nochmals verdoppeln. Die auffälligste Steigerung des Quotienten ist nach der Prognose zwischen 2010 und 2030 zu erwarten. Während im Jahr 2010 ein Quotient von 32,6 Prozent vorliegen wird steigt er innerhalb der folgenden 20 Jahre auf einen Prozentsatz von 47,3 an. Im Jahr 2040 wird mit einen Quotienten von 53,1 Prozent mit aller Wahrscheinlichkeit die 50 Prozentmarke überschritten werden – mehr als die Hälfte der Bevölkerung ab dem erwerbsfähigen Alter wird dann 65 Jahre und älter sein. Im Jahr 2050 wird mit einem Quotienten von knapp unter 55 Prozentpunkten gerechnet.

1.4 Steigende Lebenserwartung

Die Lebenserwartung wird definiert als die durchschnittliche Zahl von weiteren Jahren, die ein Mensch in einem bestimmten Alter nach den zum aktuellen Zeitpunkt geltenden Sterblichkeitsverhältnissen voraussichtlich noch leben könnte.[23] Sie wird mit Hilfe der Sterbetafel des Statistischen Bundesamtes ermittelt, in die die aktuellen Wahrscheinlichkeiten für die einzelnen Altersjahre, im jeweiligen Alter zu sterben, eingehen. Die Lebenserwartung wird untergliedert nach Geschlecht ausgewiesen.

In Abbildung 9 wird die durchschnittlich verbleibende Lebenszeit einer 60-Jährigen Person von 1901 bis 2050 nach Geschlechtern getrennt dargestellt. Verdeutlicht werden muss bei dieser Darstellung, dass die Entwicklung nicht, wie augenscheinlich dargestellt, linear verläuft, sondern bei den Untersuchungszeiträumen unterschiedliche Abstände gewählt worden sind.

Ein 60-jähriger Mann hatte demnach im Jahr 1982 eine fernere Lebenserwartung von 16,5 Jahren, nur 18 Jahre später, im Jahre 2000, hatte ein gleichaltriger Mann demgegenüber eine fernere Lebenserwartung von bereits 19,2 Jahren.

---

[22] vgl. Statistisches Bundesamt (Hrsg.): *Bevölkerung Deutschlands bis 2050 - 11. Koordinierte Bevölkerungsvorausberechnung*, Wiesbaden, 2006, S. 44
[23] vgl. Meyer Lexikon: *Lebenserwartung*, o.O., o.J., http://lexikon.meyers.de/meyers/Lebenserwartung [Stand 23.07.2007]

Abbildung 9: Entwicklung der ferneren Lebenserwartung 1901 bis 2050

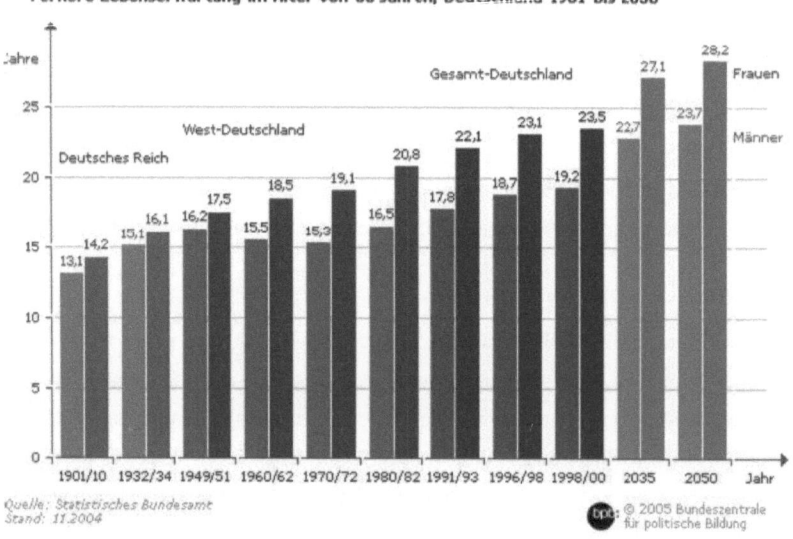

Quelle: Bundeszentrale für politische Bildung[24]

Neben der ferneren Lebenserwartung ab dem 60. Lebensjahr kann man auch die gesamte durchschnittliche Lebenserwartung betrachten.

Lag die gesamte durchschnittliche Lebenserwartung zu Beginn des vorigen Jahrhunderts noch bei 73,1 Jahren für Männer und 74,2 Jahren für Frauen, ist sie seitdem permanent gestiegen. Die durchschnittliche Lebenserwartung lag für Neugeborene 2005 bei 76,21 Jahren bei Männern bzw. 81,78 Jahren bei Frauen.[25] Bis 2050 wird ein Anstieg auf 83,7 Jahren bei Männern und 88,3 Jahren bei Frauen erwartet.[26]

Durch die steigende Lebenserwartung und die sinkende Geburtenrate wird das Durchschnittsalter der Bevölkerung von derzeit 41 Jahren auf circa 48 Jahre im Jahr 2050 ansteigen. 2000 waren in Deutschland 24% der Bevölkerung über 60 Jahre alt, demgegenüber waren nur 21% jünger als 20 Jahre. Nach den Prognosen des Statistischen Bundesamtes wird

---

[24]   Bundeszentrale für politische Bildung: Entwicklung der Lebenserwartung, o.O., o.J. http://www.bpb.de/files/XH3MK2.pdf [Stand 06.08.2007]

[25].   vgl. Statistisches Bundesamt (Hrsg.): *Lebenserwartung in Deutschland,* Wiesbaden, 2007 http://www.destatis.de/jetspeed/portal/cms/Sites/destatis/Internet/DE/Content/Statistiken/Bevoelkerung/Geburte nSterbefaelle/Tabellen/Content50/LebenserwartungDeutschland.psml [Stand 23.07.2007]

[26]   vgl. Bundeszentrale für politische Bildung: *Entwicklung der Lebenserwartung,* o.O., o.J. http://www.bpb.de/files/XH3MK2.pdf [Stand 06.08.2007]

im Jahr 2030 der Anteil der über 60-Jährigen circa doppelt so hoch sein, wie der der unter 20-Jährigen (35% zu 17%).

Zudem nimmt der Anteil der über 80-, 90- und 100-Jährigen zu. Er wird sich in den nächsten 20 Jahren verdoppeln. Bis zum Jahr 2050 erhöht sich die Zahl der über 80-Jährigen um 4,9 Mio. auf 9,1 Mio. und die Zahl der über 90-Jährigen vervierfacht sich auf über 2 Mio. Menschen.

Nach Berechnungen des Statistischen Bundesamtes wird die Lebenserwartung bis 2050 weiter steigen.[27]

2 Prognosen bis 2050

Das Statistische Bundesamt hat für die Bevölkerungsentwicklung bis zum Jahr 2050 verschiedene Szenarien berechnet.[28]

Zusammenfassend lassen sich folgende Kernaussagen festhalten, wie sich die Bevölkerung Deutschlands bis zum Jahre 2050 verändern wird:

- Die Bevölkerung Deutschlands nimmt ab.
- Die Lebenserwartung steigt.
- Es wird mehr alte als junge Menschen geben.

Der demographische Wandel beeinflusst die Strukturen Deutschlands enorm und wird es in Zukunft auch weiterhin. Die strukturelle Zusammensetzung der Bevölkerung der Bundesrepublik Deutschlands wird in Zukunft Einfluss auf das gesellschaftliche Leben, die Wirtschaft und die Märkte haben.

Weitere Informationen zu diesem Thema finden Sie in: „Zukunftsmarkt Pflegehotel. Der demographische Wandel und der Markt für Pflegehotels" von Katja Rosowski.

ISBN: 978-3-638-89706-8

http://www.grin.com/de/e-book/85643/

---

[27] vgl. Statistisches Bundesamt (Hrsg.): Bevölkerung Deutschlands bis 2050 - 11. Koordinierte Bevölkerungsvorausberechnung, Wiesbaden, 2006, S. 40 f
[28] vgl. Statistisches Bundesamt (Hrsg.): 11. Koordinierte Bevölkerungsvorausberechnung – Annahmen und Ergebnisse, Wiesbaden, 2006, S. 55 ff.

Literaturverzeichnis (inklusive weiterführender Literatur)

Ammann: Mut zur Auszeit – Kraft zur Pflege, [für: Internationales Zentrum für FrauenGesundheit IZFG],Minden, 2007

http://www.izfg.de/pflege/VortragAmmannMinden.pdf [Stand 19.07.2007] Arbeit und Leben DGB/ VHS NW (Hrsg.): Trigger, Düsseldorf, 2005

http://www.aulnrw.de/uploads/media/trigger_bericht.pdf [Stand 09.08.2007] Arbeiter-Samariter-Bund Deutschland e.V. (Hrsg.): Die Zukunft der Pflege in Deutschland,

Köln, 2004, http://www.asb.de/download.php3?out=userdata/l_1/p_6/library-/data&fileName=pp0904ef.pdf [Stand 28.08.2007] Arkanum Wohnresidenz GmbH: http://www.arkanum-residenzen.de/ [Stand 17.09.2007] AWO Westliches Westfahlen: http://www.awo-ww.de/mastercms1-/templates/index.php5?Select_id=f918e4f8-c27c-d312-ffc2d162c5bf901e&Open_flag=plus [Stand 19.08.2007] Baurmann, Turtenwald: Potenzialanalyse Beherbergungsmarkt Deutschland, [für: G.O.P.

GmbH & CoKG], Frankfurt a.M., o.J., http://www.gop-hotels.com/download/presse-/inhalt_und_methodik_potenzialanalyse.pdf [Stand 28.08.2007] bmfsfj (Hrsg.): Fünfter Bericht zur Lage der älteren Generation in der Bundesrepublik

Deutschland, Berlin, 2005 Bodenseeresidenz Lindau: http://www.bodenseeresidenz-lindau.de/ [Stand 17.09.2007] Bosbach: Demographische Entwicklung - Realität und mediale Aufbereitung, [aus: Berliner Debatte INITIAL 17], Berlin, 2006 http://www.linksnet.de/drucksicht.php?id=2520 [Stand 28.08.2007]

Br-online.de: Taschengeld vom Vater Staat, o.O., 2007, http://www.br-online.de/leben2020-/thema/rente/staatsrente.xml [Stand 11.09.2007] Bühring: Versorgung in Heimen: Grundrechte bedroht, [in: Deutsches Ärzteblatt 98, Ausgabe 31-32 vom 06.08.2001], o.O., 2001

http://www.aerzteblatt.de/v4/archiv/artikel.asp?src=suche&id=28182 [Stand 28.08.2007] Bundesinstitut für Bevölkerungsforschung: Entwicklung des Jugend- bzw. Altenquotienten in Deutschland von 1871 bis zum Jahr 2050, Wiesbaden 2007, http://www.bib-demographie.de/info/altersstruktur.html [Stand 30.08.2007]

Bundesministerium für Familie, Senioren, Frauen und Jugend: Wirtschaftsmotor Alter, Berlin, 2007, http://www.bmfsfj.de/bmfsfj/generator/RedaktionBMFSFJ/Abteilung3/Pdf-Anlagen/endbericht-studie-wirtschaftsmotor-alter,property=pdf,bereich=,sprache=de,rwb=true.pdf [Stand 17.09.2007]

Bundesministerium für Gesundheit: Reform zur nachhaltigen Weiterentwicklung der Pflegeversicherung, o.O., 2007,http://www.bmg.bund.de/nn_600110/DE/Themenschwerpunkte/Pflegeversicherung-/pflegeversicherung-node,param=.html__nnn=true [Stand 09.09.2007]

Bundesministerium für Gesundheit: Zahlen und Fakten zur Pflegeversicherung (05/07), o.O., 2007, http://www.bmg.bund.de/nn_773096/SharedDocs/Download/DE-+/Themenschwerpunkte/Pflegeversicherung/Informationen/ZahlenFakten,templateId=raw, property=publicationFile.pdf/ZahlenFakten.pdf [Stand 12.08.2007]

Bundesministerium für Gesundheit und Soziale Sicherung (Hrsg.): Nachhaltigkeit in der Finanzierung der sozialen Sicherungssysteme, Berlin, 2003

Bundeszentrale für politische Bildung (Hrsg.): Aus Politik und Zeitgeschichte, [Beilage zur Wochenzeitung Das Parlament Ausgabe 20/2003], Bonn, 2003

http://www.bpb.de/files/40BER3.pdf [Stand 28.08.2007] Bundeszentrale für politische Bildung: Entwicklung der Geburtenziffer, o.O., o.J.

http://www.bpb.de/wissen/8QIORZ,0,Durchschnittsalter_der_M%FCtter.html [Stand 28.08.2007]

Bundeszentrale für politische Bildung: Entwicklung der Lebenserwartung, o.O., o.J. http://www.bpb.de/files/XH3MK2.pdf [Stand 06.08.2007] Büser: Pflegeversicherung: Kassen zahlen auch die Verhinderungspflege, [in: Deutsches Ärzteblatt 99, Ausgabe 45 vom 08.11.2002], o.O., 2002 http://www.aerzteblatt.de/v4/archiv/artikel.asp?src=suche&id=34363 [Stand 28.08.2007]

Clade: Pflege: Damit das Alter nicht zur Bedrohung und Last wird, [in: Deutsches Ärzteblatt 102, Ausgabe 27 vom 08.07.2005], o.O.,2005 http://www.aerzteblatt.de/v4/archiv/artikel.asp?src=suche&id=47552 [Stand 28.08.2007]

Delta Solutions (Hrsg.): The Anti Aging Spa, Hotel & Golf, Wien, 2005 http://www.norbertadam.com/downloads/2005/Bad_Hall.pdf [Stand 28.07.2007]

Deutsche Sozialversicherung: Sparten der Sozialversicherung, o.O., O.J., http://www.deutsche-sozialversicherung.de/de/wegweiser/saeulen.html [Stand 01.09.2007]

De Palatijn Pflegehotel: Hausprospekt 2007, Bezug: info@depalatijn.nl, Homepage: http://www.depalatijn.nl

Deutscher Bundestag: Tourismusbranche muss stärker auf den demografischen Wandel reagieren, [Pressemitteilung 26.10.2006], Berlin, 2006, http://www.bundestag.de-/aktuell/presse/2006/pz_0610261.html [Stand 17.09.2007]

Deutscher Hotel- und Gaststättenverband: Definition der Betriebsarten, o.O., O.J. http://www.dehoga-bundesverband.de/home/betriebsarten_952_924.html [Stand 23.07.2007]

Deutscher Hotel- und Gaststättenverband Brandenburg: Tourismus für behinderte Menschen, o.O., 2001, http://www.hoga-brandenburg.de/content/view/132/101/ [Stand 17.09.2007]

Deutscher Tourismusverband e.V. (DTV): Das Jahr 2007, o.O, 2007
http://www.deutschertourismusverband.de/index.php?pageId=243 [Stand, 13.08.2007]

Deutscher Tourismusverband e.V. (DTV): DTV- Klassifizierung, o.O., o.J.,
http://www.deutschertourismusverband.de/index.php?pageId=20 [Stand 10.09.2007]

Deutscher Tourismusverband e.V. (DTV): Einzelne Zielgruppen - Senioren, o.O., o.J.,
http://www.deutschertourismusverband.de/index.php?pageId=90 [Stand 17.09.2007]

Deutsches Institut für Wirtschaftsforschung: Auswirkungen der demographischen

Entwicklung auf die Zahl der Pflegefälle - Vorausschätzungen bis 2020 mit Ausblick auf
2050, Berlin, 2001, http://opus.zbwkiel.de-/volltexte/2003/346/pdf/dp240.pdf
[Stand 30.08.2007]

Deutsches Institut für Wirtschaftsforschung: Wochenbericht des DIW Berlin 33/04-

Bevölkerungsentwicklung in West- und Ostdeutschland - Vorausschätzungen bis 2050,
Berlin, 2004, http://www.diw.de/deutsch/produkte/publikationen/wochenberichte/docs-/04-
33-Lhtml [Stand 01.09.2007]

Diakonie Seniorenwohn- und Pflegezentrum „Insula": Hausprospekt 2007,
Bezug: info.insula@dw-hohenbrunn.de, Homepage: http://www.dw-hohenbrunn.de

DIN EN ISO 8402

DKV: Leistungen der Pflegeversicherung, o.O., o.J., http://www.dkv.com/gesetzliche-pflege-
leistungen_167_12215_12229_12236.php#rep16957 [Stand 31.07.2007]

Doblhammer/ Westphal/ Ziegler: Pflegende Angehörige brauchen mehr Unterstützung -
Bedarfsprognosen zeigen einen Anstieg häuslichen Pflegepotenzials in Deutschland bis 2030,
[in: Demographische Forschung aus erster Hand 4/2006], Rostock, 2006

Dresdner Bank AG (Hrsg.): 40 Prozent der Deutschen ohne private Altersvorsorge, Frankfurt
a.M., 2005, http://www.allianz.com/de/allianz_gruppe/presse/news-
/maerkte_und_studien/maerkte_und_studien1/news50.html [Stand 09.08.2007]

Elternpflege.de: Originalzitat eines Forenbeitrags zum Thema Pflegehotel auf:
http://www.elternpflege.de/phpBB2/viewtopic.php?t=684&postdays=0&postorder=asc&highl
ight=pflegehotel&start= 15 [19.08.2007] Eschbacher, Erlfelder : Alt, einsam und arm [in:
bullVestor 06/07 Das Finanz- und Newsmagazin], bullVestor Medien GmbH, St.Valentin,
2007 Forcher: Die Heilbäder und Kurorte Europas im Spannungsfeld zwischen Kurortmedizin
und Gesundheitstourismus, [in: Heilbad und Kurort. Jg. 48], Flöttmann Verlag GmbH:
Gütersloh, 1995

Freye: Häusliche Pflege: Zwischen Liebe und Überdruß, [in: Deutsches Ärzteblatt 95,
Ausgabe 51-52 vom 21.12.1998], o.O., 1998

http://www.aerzteblatt.de/v4/archiv/artikel.asp?src=suche&id=14821 [Stand 29.08.2007]
Gutmann: Was ist Marktforschung, Tiefenbronn, 2003

http://www.mittelstand-spezial.de/Texte/Marktforschung.pdf [Stand 22.08.2007]

Güven International Club: http://www.guvenclub.com/gr/home.htm [Stand 17.09.2007]

Hamburger Abendblatt: Einkommen der Rentner gestiegen, Berlin, 2005,

http://www.abendblatt.de/daten-/2005/06/02/441781.html [Stand 11.09.2007] Haus am
Brunnen: http://www.hausambrunnen.de/ [Stand 17.09.2007] Helmer- Denzel: Fakten und
Trends im Seniorentourismus, [für: Universität Duisburg Essen], Genshagen, o.J.

http://www.ffg.uni-dortmund.de/medien/tus/tus_helmerdenzel.pdf [Stand 28.08.2007]
Hibbeler: Pflegestatistik: Anteil professioneller Pflege wächst [in: Deutsches Ärzteblatt 104,
Ausgabe 9 vom 02.03.2007], o.O., 2007

http://www.aerzteblatt.de/v4/archiv/artikel.asp?src=suche&id=54654 [Stand 28.08.2007]
Hotel Am Schlosspark: Hausprospekt 2007, Bezug: dahme-hotel@hotel-dahme.de,

Homepage: http://www.hotel-dahme.de hotelbiz consulting (Hrsg.): Hotel Performance
Trends Glossar, München, 2006

http://www.hotelbiz.de/de/download/hotelbiz_Glossar.pdf [Stand 28.08.2007] Hotels.com:
The Hotel Price Index, o.O., 2006, http://www.wissen.dsft-

berlin.de/medien/HOT/hot_hotel_price_index_2007.pdf [Stand 15.08.2007] Hotel
Weideröschen: Hausprospekt 2007, Bezug: hotel@weideroeschen.at,

Homepage: http://www.weideroeschen.at Illing: Die Studie zum Thema: Zeit für Seele &
Selbst. Märkte und Trends im

Tourismus für Entspannung und mentale Fitness, TDC e. Kfm. Verlag: Berlin, 2002

IMMAC Holding AG (Hrsg.): Der Seniorenmarkt und seine Veränderungen, Rendsburg, 2005
, http://www.immac.de/infomaterial/IMMAC-Marktstudie_2005.pdf [Stand 07.08.2007]

Immobilien Experten AG: Seniorenhotel „bonaVita am Golfplatz", Berlin, 2007,
http://www.immexa.de/site/DE/int/05_projekte/05_03/05_03_container.php
[Stand 02.09.2007]

Immobilien Experten AG: Seniorenhotel „bonaVita am Niddasee", Berlin, 2007,
http://www.immexa.de/site/DE/int/05_projekte/05_04/05_04_container.php
[Stand 02.09.2007]

Institut der deutschen Wirtschaft Köln (Hrsg.): Deutschland altert - Die demographische
Herausforderung, Köln, 2004, http://www.insm.de/Downloads/PDF_-_Dateien-
/Publikationen_Kostenlose_Downloads-/Deutschland_altert.pdf [Stand 28.08.2007]

Janssen: Zu arm fürs Altenheim?, [in: Rheinische Post vom 18.06.2007, A5], Düsseldorf,
2007

Keller: Organisation der Pflege, o.O., 2004, http://www.gesundheitpro.de/Organisation-der-
Pflege-Pflege-A050829ANONI013701.html [Stand 16.07.2007]

Kober-Kümmerly+Frey Media AG, http://www.kartenwelten.de/? [Stand 30.08.2007]

Koschade, Vollmers: Eine Branche explodiert, [in: F.A.Z.-Hochschulanzeiger Nr. 85], o.O., 2006, http://www.faz.net/s/RubE4DBC2864515412C86EF6C0402B6929F-/Doc~E4EFE2D25CEF 14AA3A6D7D47009E65AFF~ATpl~Ecommon~ S spezial~AOrd ~E933FDFB679EE4808AB349FDB169CFB3F.html [Stand 28.08.2007]

Kroeber: Mögliche Quellen der Sekundärforschung, o.O., 2003, http://www.mittelstand-spezial.de/maps/Sekundaerforschung.pdf [Stand 12.08.2007]

Kur- und Pflegehotel Senator: Hausprospekt 2007, Bezug: info@fachklinik-bad-pyrmont.de, Homepage: http://www.senator-pflegehotel.de

Kuterdem: Barrierefreier Tourismus im Murtal,[Projektarbeit an der Wirtschaftsuniversität Wien], Wien, o.J., http://www.ibft.at/upload/Barrierefreier_Tourismus_im_Murtal_Projektarbeit_Tolga_Kuterde m.pdf [Stand 28.08.2007] Lebenshilfe Viersen: Reisen 2007, Viersen, 2007

http://www.lebenshilfe-viersen.de/pdfprogramme/2_reisen_2007.pdf [Stand 09.08.2007] Lechner: Das Pflegehotel - sichere und rentable Immobilieninvestition in einem

Zukunftsmarkt, o.O., 2006, http://www.immexa.de/site/DE/int/07_bibliothek/07_03-/07_03_container.php# [Stand 23.08.2007]

Lehr: Der demografisch Wandel -eine Herausforderung für jeden, auch für die Kirche, o.O., 2006 http://www.ekir.de/missionale/index.php?id=128 [Stand 12.08.2007] Lehr: Psychologie des Alterns, 11. überarbeitete A., Wiesbaden-Heidelberg: Quelle & Meyer, 2006

mediavita GmbH (Hrsg.): Pflegestufen, o.O., o.J. http://www.mediavita.net/html/pflegestufen.html [Stand 12.07.2007] Medizinischer Dienst der Spitzenverbände der Krankenkassen e.V.: 2. Bericht des MDS nach § 118 Abs. 4 SGB XI - Qualität in der ambulanten und stationären Pflege, Essen, 2007

http://www.mds-ev.org/index2.html [Stand 03.09.2007] Medizinischer Dienst der Spitzenverbände der Krankenkassen e.V.: Richtlinien der Spitzenverbände der Pflegekassen zur Begutachtung von Pflegebedürftigkeit nach dem XI. Buch des Sozialgesetzbuches, o.O., 2006

Meyers Lexikon: Lebenserwartung, o.O., o.J. http://lexikon.meyers.de/meyers/Lebenserwartung [Stand 23.07.2007]

Mücke Hotelberatung: http://www.muecke-hotelberatung.de/download/mh.pdf [Stand 23.08.2007]

Münch & Partner: Das Pflegehotel - Eine Zusammenstellung von Informationen, Bad Waldsee, o.J. http://www.muenchonline.de/resources/Das+Pflegehotel.doc [Stand 19.08.2007] Nefiodow: Der sechste Kondratieff. Wege zur Produktivität und Vollbeschäftigung im

Zeitalter der Information, Rhein- Sieg Verlag: Sankt Augustin, 2001 ngo-online e.V. (Hrsg.): Hohes Engagement bei der Betreuung von Pflegebedürftigen in Deutschland, o.O., 2004 http://www.ngo-online.de/ganze_nachricht.php?Nr=8438 [Stand 16.07.2007] Oberender: Anforderungen an eine grundlegende Gesundheitsreform, Berlin, 2007

http://mlecture.uni-bremen.de/extern/lilly/lilly-onkologie-berlin-03-2007/slides/oberender-lilly-onkologie-berlin-03-2007.pdf [Stand 30.08.2007] Olfert (Hrsg.), Rahn: Einführung in die Betriebswirtschafslehre, Kiehl: Leipzig, 2003 o.V.: Das Berchtesgadener Land: Urlaub nach Maß, [in: Pflege Partner - Das Magazin für pflegende Angehörige 03/07], Vincentz Kundenmedien: Hannover, 2007 o.V.: Der demographische Wandel, o.O., o.J. http://www.foerderland.de/1066.0.html [Stand 28.07.2007] o.V.: Die neuen Alten kommen, [in: NetzwerkHotel 01/07], Kolochau, 2007 http://www.netzwerk-hotel.de/NWH01-07komplett.pdf [Stand 29.08.2007]

o.V.: Gesetz zur sozialen Absicherung des Risikos der Pflegebedürftigkeit (Pflege-Versicherungsgesetz - PflegeVG) - Gemeinsames Rundschreiben der Spitzenverbände der Pflegekassen zu den leistungsrechtlichen Vorschriften des PflegeVG vom 10.10.2002, o.O., 2002

http://www.mds-ev.org/download/gemrund_pflege_021010.pdf [Stand 02.08.2007] o.V.: Grand Hotel Heiligendamm, o.O., O.J.

http://www.fundus.de/pub/heiligendamm_hotelmarkt.htm [Stand 14.08.2007] o.V.: Grund- und Behandlungspflege, o.O., o.J.

http://www.foerderland.de/792+M5de8a50c49d.0.html [Stand 13.08.2007] o.V.: Kurzkonzept Hotel „Am Schlosspark", Dahme, o.O., 2005

http://www.satzkasten.de/PDF_Links/Hotel_Dahme_Kurzkonzept.pdf [Stand 07.08.2007]

o.V.: Markt (market), o.O., o.J.

http://www.wiwi-treff.de/home/mlexikon.php?mpage=beg/markt.htm [Stand 23.07.2007] o.V.: Statt Pflegeheim: Anteil der Pflegebedürftigen mit Familienanschluss wächst, o.O., 2007, http://www.journalmed.de/newsview.php?id=16386 [Stand 16.07.2007] o.V.: Who will care for the oldest old in the next 30 years in Europe?, o.O., O.J.

http://www.felicie.org/ASP/keyr.asp?lang=EN [Stand 17.07.2007] o.V.: Wohnungsunternehmen im GDW - Im Osten bleibt die Rendite negativ, [in: Immobilie Zeitung], o.O., 2006, http://www.immoportal.de/home/service/immobilien-zeitung/iz_8.html [Stand 23.08.2007]

o.V.: Zielgruppe, o.O., o.J. http://www.desig-n.de/werbung_z.htm [Stand 25.08.2007] Pack et al.: Zukunftsreport demographischer Wandel, Bonn, 2000

http://www.demotrans.de/documents/Zukunft-dt.pdf [Stand 29.08.2007] Parität Ulm: http://www.paritaet-ulm.de/ [Stand 17.09.2007] Pietschmann: Volk im Pflegebett, o.O., 2001, http://www.innovations-report.de/html/berichte/studien/bericht-1499.html [Stand23.07.2007] Pflegehotel Schloss Bad Wurzach: Hausprospekt 2007, Bezug: info@pflegehotel.de,

Homepage: http://www.pflegehotel.de Pflegehotel St. Johann: Hausprospekt 2007, Bezug über info@pflegehotel-stjohann.ch,

Homepage: http://www.pflegehotel-stjohann.ch Pflegendeangehoerige.de: Originalzitat eines Forenbeitrags zum Thema Pflegehotel auf

http://pflegendeangehoerige.foren-city.de/htopic,563,Pflegehotel.html [Stand 19.08.2007] Pschyrembel (Hrsg.): Klinisches Wörterbuch, Berlin, 1998

Quadbeck: Pflegeleistungen sollen steigen, [in: Rheinische Post vom 16.06.2007, C3], Düsseldorf, 2007

Reiners: Ambulant vor stationär, [in: Rheinische Post vom 08.08.2007, B1], Düsseldorf, 2007 Reker: Vermögen der Deutschen: 9 000 000 000 000 Euro, [in: Rheinische Post vom 31.August 2007], Düsseldorf, 2007 Residenz Dahlke: Hausprospekt 2007, Bezug: info@residenz-dahlke.de, Homepage: http://www.residenz-dahlke.de Robert Koch Institut (Hrsg.): Gesundheits im Alter", Berlin, 2005 Robert Koch Institut (Hrsg.): Schwerpunktbericht der Gesundheitsberichterstattung des Bundes - Pflege, Berlin, 2004 Rüger: Bevölkerungsbewegung, München, 2006, http://www.statistik.lmu.de/~rueger-/demographiesource/Demographie2006_131.pdf [Stand 28.08.2007] Schäffler (Hrsg.): Pflege Heute, Urban&Fischer Verlag: München, 1997 Schneekloth, Wahl: Möglichkeiten und Grenzen selbständiger Lebensführung in privaten Haushalten (MuG III), München, 2005 Schnurrenberger: Marktanalyse, [für: BS Consult], Potsdam, 2007

http://www.fh-eberswalde.de/_obj/17AFA946-A716-4EBC-84C3-E0983301423C/outline/2007-Mafo-EW.pdf [Stand 27.07.2007] Schott: Begriff der Pflegebedürftigkeit, Düsseldorf, o.J.

http://www.pflegetaeglich.de/seite3.html [Stand 12.07.2007] Seniorenberatung: Aktuelle Nachrichten, o.O, 2001

http://www.seniorenberatung-online.de/Aktuelles1.htm [Stand 29.08.2007] Seniorenresidenz Puerto Banüs: http://www.runa-reisen.de/reisen/seniorenresidenz-puerto-banus.php [Stand 17.09.2007] über: http://www.runa-reisen.de Sesselmeier: Der Sozialstaat in der Diskussion, o.O., 2003

http://www.buergerimstaat.de/4_03/reform2.htm [Stand 22.07.2007] SGB XI - Soziale Pflegeversicherung - Artikel 1 des Gesetzes vom 26. Mai 1994, BGBl. I S. 1014, zuletzt geändert durch Artikel 8 u. 9 des Gesetzes vom 26. März 2007 Statistisches Bundesamt (Hrsg.): 11. Koordinierte Bevölkerungsvorausberechnung - Annahmen und Ergebnisse, Wiesbaden, 2006 Statistisches Bundesamt (Hrsg.): Bevölkerung Deutschlands bis 2050 -11. Koordinierte Bevölkerungsvorausberechnung, Wiesbaden, 2006

Statistisches Bundesamt (Hrsg.): Bevölkerung Geburten, Wiesbaden, 2007 http://www.destatis.de/jetspeed/portal/cms/Sites/destatis/Internet/DE/Content/Statistiken/ Bevoelkerung/GeburtenSterbefaelle/Tabellen/Content75/GeburtenMutteralter,templateld =renderPrint.psml [Stand 29.08.2007]

Statistisches Bundesamt (Hrsg.) Eheschließungen, Geborene und Gestorbene, Wiesbaden, 2007, http://www.destatis.de/jetspeed/portal/cms/Sites/destatis/Internet/DE-/Content/Statistiken/Bevoelkerung/EheschliessungenScheidungen/Tabellen/Content100/E heschliessungenGeboreneGestorbene,property=file.xls [Stand 06.08.2007]

Statistisches Bundesamt: Kurzbericht Pflegestatistik 1999, Bonn, 2001, http://www.destatis.de/jetspeed/portal/cms/Sites/destatis/Internet/DE/Content/Publikation en/Fachveroeffentlichungen/Sozialleistungen/Sozialpflege1Bericht1999,property=file.pdf [Stand 01.09.2007]

Statistisches Bundesamt (Hrsg.): Lebenserwartung in Deutschland, Wiesbaden, 2007 http://www.destatis.de/jetspeed/portal/cms/Sites/destatis/Internet/DE/Content/Statistik en/Bevoelkerung/GeburtenSterbefaelle/Tabellen/Content50/LebenserwartungDeutschland.ps ml [Stand 23.07.2007]

Statistisches Bundesamt (Hrsg.): Pflegestatistik 2005, Wiesbaden, 2007

Statistisches Bundesamt (Hrsg.): Sonderbericht: Lebenslagen der Pflegebedürftigen, Bonn, 2004

Statistisches Bundesamt (Hrsg.): Übernachtungen in Beherbergungsstätten, Wiesbaden, 2007 http://www.destatis.de/jetspeed/portal/cms/Sites/destatis/Internet/DE/Content/Statistiken/ Binnenhandel/Tourismus/Tabellen/Content50/BeherbergungAuslastung,templateId=renderPri nt.psml [Stand 13.08.2007]

STZ Consulting Group (Hrsg.): Erfolgreiches Marketing durch gezielte Marktanalyse und Zielgruppensegmentierung - Teil 1, Erftstadt, 2006 http://www.perspektive-mittelstand.de/Marketing___kein_Erfolg_ohne_ Marktanalyse_und_Zielgruppensegment/management-wissen/781.html [Stand 02.07.2007]

STZ Consulting Group (Hrsg.): Erfolgreiches Marketing durch gezielte Marktanalyse und Zielgruppensegmentierung - Teil 2, Erftstadt, 2006

http://www.perspektive-mittelstand.de/Erfolgreiches_Marketing_durch_gezielte_ Marktanalyse_und_Zielgrup/management-wissen/830.html [Stand 02.07.2007] Sunpark Berlin Neukölln: http://www.sunpark-berlin.de/ [Stand 17.09.2007] Tchibo Reisekatalog: Sicher um die Welt - Ärztlich begleitete Rundreisen 2007/2008, Köln, 2007

Treugast Unternehmensberatungsgesellschaft mbH (Hrsg.): Hotellerie/ Tourismus, [in:

Treugazette Mai 2007], München, 2007, http://www.treugast.de/treugast/pages/news-/treugazette/treugazette01_05_07.pdf [Stand 28.08.2007] Universität Gießen: Die 5 Säulen der Sozialversicherung, Gießen, 2002, http://www.uni-giessen.de/~g41007/tempel9.html [Stand 09.09.2007] Universität zu Köln: Presse-Information 180/2005, Köln, 2005

http://www.uni-koeln.de/pi/i/2005.180.htm [Stand 16.08.2007] Urlaub & Pflege e.V.: Reisen 2007, Bezug über post@urlaub-und-pflege.de,

Homepage: http://www.urlaub-und-pflege.de Vialera: http://vialera-pflege-und-begleitung-auf-reisen.de/index.php [Stand 10.08.2007] Wagner: Leitfaden Volkswirtschaft, o.O., o.J.

http://www.wagner-berlin.de/am2.htm [Stand 23.07.2007] Wagner, Brucker: Pflegebericht des Medizinischen Dienstes 2001/2002, [für: Medizinische

Dienst der Spitzenverbände der Krankenkassen e.v. (MDS)], Essen, 2002 Wagner, Brucker: Pflegebericht des Medizinischen Dienstes 2003, [für: Medizinische Dienst

der Spitzenverbände der Krankenkassen e.v. (MDS)], Essen, 2005 Wagner, Brucker: Pflegebericht des Medizinischen Dienstes 2004, [für: Medizinische Dienst

der Spitzenverbände der Krankenkassen e.v. (MDS)], Essen, 2006 Wagner, Brucker: Pflegebericht des Medizinischen Dienstes 2005, [für: Medizinische Dienst

der Spitzenverbände der Krankenkassen e.v. (MDS)], Essen, 2007

WHO: Men Ageing And Health, Genf, 2001

http://whqlibdoc.who.int/hq/2001/WHO_NMH_NPH_0L2.pdf [Stand 06.08.2007] Winkelnkemper: Immer mehr 100-Jährige, [in: Rheinische Post vom 22.05.2007, A7], Düsseldorf, 2007

Wohnanlage Wanachai: http://www.pflegeinthailand.de/index.html [Stand 17.09.2007] Zentrum Roseninsel: http://die-roseninsel-bad-kreuznach.de/index2.html [Stand 17.09.2007] Zukunftsinitiative Rheinland-Pfalz (Hrsg.): Demographischer Wandel - Neue Marktchancen, [Ergebnisprotokoll der zweitägigen Arbeitssitzung an 4. Und 5. März 2005], Mainz, 2005 http://www.zukunftsradar2030.de/images/pdf/Marktchancen/Marktchancen.pdf [Stand 28.08.2007]